Projet de Réforme

PROJET
DE RÉFORME
DE LA MÉDECINE,
OU
PLAN
D'UN NOUVEAU SYSTÈME
MÉDICAL.

Par le C^n. D** Médecin et B. à L. C. d. L.

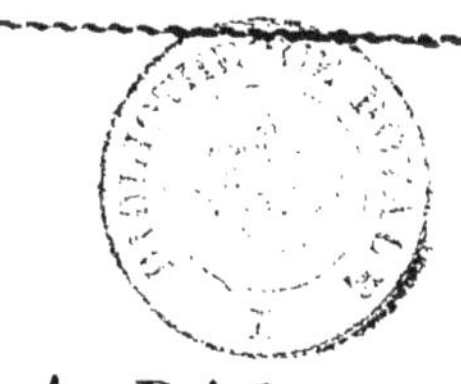

A PARIS,
CHEZ Pierre J. DUPLAIN, Libraire, Cour du Commerce, Rue de l'ancienne Comédie française.

AN XI.

PROJET
DE RÉFORME
DE LA MÉDECINE,
OU
Plan d'un nouveau système médical.

Ce système est une des parties d'un Cours *général* de Théories nouvelles, *que j'ai annoncé dans un prospectus précédent, et dont j'ai déjà donné des leçons dans une École éloignée de Paris.*

La Médecine me paraît être celui de tous les arts qui est demeuré le plus imparfait, et celui qui, en même tems, peut s'élever au plus haut degré d'efficacité et de sublimité. Elle doit donc éprouver un très grand changement. Je veux tâcher aujourd'hui de commencer cette réforme : je l'essaierai par cet écrit et par une suite de leçons orales.

Nous diviserons l'art de guérir en deux grandes parties : la Médecine naturelle et la Médecine artificielle.

TITRE PREMIER.

MÉDECINE NATURELLE.

Nous appelons de ce nom l'art de prolonger la vie le plus possible, en employant, dans tous les cas, les seuls moyens du régime naturel.

Cet art est 1°. tantôt *curatif*, et occupé à traiter les maladies existantes. — Et 2°. tantôt *préservatif*, et occupé à prévenir les maladies futures.

Mon dessein, dans ce mémoire, est d'esquisser principalement la partie curative; et, d'une manière seulement accessoire, la partie préservative.

§. PREMIER.

Médecine naturelle curative.

Ce nouveau genre de Médecine consistera à traiter toutes les maladies quelconques, par le seul moyen du régime et par les six parties qui le composent, sans le secours d'aucune drogue pharmaceutique, ni d'aucune opération chirurgicale : c'est-à-dire, par exemple, sans purgations et sans saignées.

Cette méthode du régime, du régime exclusif, la seule que la nature inspire à tous les animaux et à tous les hommes, est aussi propre à rétablir la santé qu'à la conserver .... Très variée dans ses moyens et très féconde en ressources, elle peut substituer à chaque genre utile de drogues médicinales un genre de régime doué de la même vertu; et à chaque espèce utile d'opérations chirurgicales, une espèce de régime d'un effet équivalent .... Par tous ces différens régimes, la Médecine naturelle est infiniment plus efficace que la Médecine artificielle, et traite toutes les maladies avec plus de succès : c'est-à-dire, elle guérit plus heureusement les mêmes maladies, et en guérit de plus un grand nombre d'autres, où les drogues et les opérations de celles-là furent toujours impuissantes.

Ce sont là les propositions principales, dont je m'appliquerai, dans ce Cours, à prouver la vérité.

J'exposerai ces preuves et cette nouvelle doctrine sous une forme méthodique, telle à peu près qu'elle est usitée dans les écoles de Médecine, traitant en trois parties successives, des Maladies, des Remèdes et des Indications.

Pour donner ici, le plus brièvement possible, une idée de cette théorie, je choisis quelques traits du parallèle de ces deux Médecines contraires : je vais exposer seulement deux des nombreux avantages de la Médecine naturelle.

1°. La Médecine naturelle est beaucoup plus sûre que la Médecine artificielle. Et 2°. elle est infiniment plus favorable à la longue vie.

1°. Elle est plus sûre. — La Médecine artificielle erre souvent incertaine et aveugle sur les indications de ses médicamens, et est sujette à s'égarer de la manière la plus pernicieuse.

La Médecine naturelle, au contraire, est exempte d'erreur dans le choix de ses régimes et dans toutes ses opérations, ayant un indice certain, un oracle infaillible dans les inspirations de la nature, c'est-à-dire, dans les appétits du malade.... LES DESIRS du malade, naturels et non factices, et ses répugnances naturelles et non factices indiquent tout ce qu'il faut faire pour sa guérison et tout ce qu'il faut éviter.... Nous montrerons la justesse de ce grand principe, et répondrons en son lieu à plusieurs objections spécieuses, qui se présentent d'abord sur cet objet. Par ces preuves, et par quelqu'amendement nécessaire, ce principe des appétits indicateurs, deviendra, dans le traitement des maladies, de toutes les règles la plus facile, et de tous les guides le plus certain.

Ainsi, bien différente de cette Médecine souvent dangereuse, toujours rébarbative et tyrannique, la Médecine naturelle conduira à la guérison d'une manière plus sûre, et même, pour ainsi dire, par la voie du plaisir.

2°. La Médecine naturelle est plus favorable à la longue vie. — Dans la Médecine artificielle, les médicamens les mieux indiqués par elle, dans les cas vraiment assez nombreux où ils réussissent, ne réussissent qu'à une condition très préjudiciable et, jusqu'à présent, trop peu remarquée. Les médicamens ne guérissent jamais qu'aux dépens de la longévité, c'est-à-dire, en faisant violence aux organes, et par là en minant la constitution et hâtant la vieillesse.... Nous démontrerons cette assertion, et prouverons qu'il en est de même de toutes les opérations chirurgicales..... Toutes les drogues sont plus ou moins des poisons lents; toutes les incisions des blessures funestes; et toute médecine à drogues et à incisions un de ces arts grossiers qui ne savent réparer qu'en frappant, un art essentiellement violent, dont les coups les plus heureux sont ceux qui ont la vertu de tuer le plus tard. — On voit que je n'attaque ici que les vices de l'art lui-même, et je ne prétends pas relever les fautes des artistes, ces fautes innombrables de tant d'ignorans manœuvres, par lesquelles la Médecine est devenue, entre tous les fléaux, un des plus rapides et le plus étendu par ses ravages.

La Médecine naturelle, au contraire, ne fait violence à aucun organe et ne nuit jamais. Elle ne fait qu'écarter les obstacles extérieurs qu'on veut sans cesse opposer à l'action de la nature. Elle laisse agir et fait en sorte que tout laisse agir la nature, la nature qui seule guérit, et qui, toujours providente, ne soulage le mal présent qu'en ménageant la santé future. Car LA NATURE CHEZ tous les individus vivans tend continuellement à un but unique, à prolonger leur existence jusqu'au terme qu'elle a fixé, c'est-à-dire, jusqu'au terme de leur plus extrême vieillesse. — La Médecine naturelle est donc celle qui suit l'unique voie propre à conduire à la longévité.

Ainsi l'usage naturel du régime est en effet, des deux méthodes de guérir, la plus sûre et la plus favorable à la longue vie .... Nous donnerons ailleurs toute leur étendue à ces preuves que nous venons seulement de faire entrevoir, et nous prouverons que cette méthode a de même sur l'artificielle tous les autres avantages.

Quelque naturelle que soit cette Médecine nouvelle, je ne pense nullement que chacun puisse se l'appliquer lui-même, et j'avoue que celle-ci, tout comme l'ancienne, exigera la science et les soins des médecins. Un homme de l'art est nécessaire pour choisir et assigner au malade, dans chaque cas, le régime qui lui convient, pour écarter savamment loin de lui les innombrables obstacles qui naissent de ses préjugés et de ceux de ses entours. Les hommes se sont si fort éloignés de la nature, qu'il faut le plus grand art pour les ramener à elle, et pour leur réenseigner leur instinct.

C'est là l'idée la plus abrégée possible de la Médecine naturelle curative.

§. II.

Médecine naturelle préservative.

La méthode préservative est aussi essentiellement fondée sur le seul régime. Elle sera la première et la principale partie de la Médecine naturelle, et, par son importance et son étendue, elle exigera un petit traité exprès que j'exquisserai dans un second mémoire. Cependant, afin de donner ici un premier aperçu de la vaste étendue de la Médecine naturelle, je vais aussi parler brièvement de la partie préservative : je dirai deux mots de ses principes, et deux mots de sa pratique.

Principe fondamental de la Médecine préservative. — Entre les propositions fondamentales de cette partie, nous oserons avancer celle-ci.... que, DE TOUTES LES MALADIES qui assiègent l'espèce humaine, aucune ne lui est essentielle, mais que toutes sont acquises par les fautes des hommes, savoir : par cette licence funeste, par laquelle ils ont résisté à la voix de leurs appétits naturels, et ont dévié du régime que ces appétits leur prescrivaient. Toutes les maladies, soit propres, soit héréditaires, de tout individu humain, proviennent des fautes dans le régime, lesquelles ont été commises, ou par cet individu lui-même, ou anciennement par ses auteurs. — Nous prouverons en son lieu ce théorême, et nous tâcherons de répondre aux objections qu'il fait naître. — Il suivra de ce principe que, lorsque les races et les tempéramens auront été guéris de leurs vices héréditaires, tout homme alors, par la sagesse, pourra constamment se préserver de toutes les maladies. Et il s'ensuit aussi qu'aujourd'hui même, et dans tous les tems, on peut par sa prudence, infiniment plus qu'on ne le croit, éviter les maladies et prolonger ses jours.... Nous nous contentons ici de présenter ces premiers principes à la réflexion des lecteurs.

La Médecine préservative doit être désormais activement pratiquée, comme l'est la curative. Pour qu'elle puisse, dans cette pratique, déployer tous ses moyens, et réussir en effet à écarter d'avance les maladies futures, il faut qu'elle étende les fonctions médicales fort au-delà des bornes où elles sont maintenant reserrées. — Elle divisera son régime en régime individuel, et régime public; en régime physique, et régime moral.

Régime individuel. — La Médecine naturelle ne se bornera pas à donner ses conseils aux malades : elle introduira cet usage, qu'elle sera très fréquemment consultée par les hommes bien portans. Elle fera profession de rechercher dans ceux-ci la nature de leurs tempéramens et leurs vices physiques, soit propres, soit héréditaires, et d'indiquer à chaque individu, dans l'état de santé, les genres d'alimens, le degré d'exercice et toutes les autres habitudes par lesquelles il pourra combattre ces vices; et prévenir de loin les maux auxquels il est sujet.

Régime public. — La Médecine naturelle donnera habituellement ses conseils, non seulement aux individus, mais aussi à la société en corps, touchant les objets de salubrité publique. Elle fera connaître dans chaque canton les causes des maladies locales, désignera, par exemple, les marais qu'il faut combler, les forêts qu'il faut abattre ou rétablir, les expositions malsaines, même, si j'ose le dire, les villages et villes mal situés que les autorités devront un jour, par leurs invitations et leurs encouragemens, faire déplacer et transporter dans des sites plus salutaires. Elle indiquera au Gouvernement, d'une manière régulière, ces grandes mesures de régime général, comme le seul moyen possible de délivrer l'humanité de plusieurs sortes de maux perpétuellement renaissans.

Régimes physique et moral. — La Médecine naturelle doit, par son influence et sa persuasion, bannir de l'éducation et des mœurs une infinité de préjugés et d'usages insalubres, rétablir la gymnastique, les jeux publics et les belles institutions également amies de la liberté et de la santé.

. . . .

Ainsi la Médecine saura, le plus avantageusement possible, par le seul moyen du régime, traiter les maladies présentes et prévenir les maladies futures. — Par ces deux grandes parties curative et préservative, la Médecine naturelle rappellera de toutes parts les hommes à la nature, et les arts à la salubrité et à tous les vrais plaisirs. Intimement liée à la morale et partie essentielle de la philosophie, elle doit contribuer, autant qu'aucune autre partie, à l'immense perfectionnement destiné à l'humanité. Elle doit, par ses progrès vastes et successifs, produire un tel effet qu'un jour les constitutions physiques de tous les individus seront régénérées, et que l'espèce humaine recouvrera, avec sa parfaite vigueur, sa longévité originelle et plus que séculaire.

C'est là le plan et une partie des généralités de la Médecine naturelle.

TITRE SECOND.

MÉDECINE ARTIFICIELLE.

J'APPELLE de ce nom cet art de guérir très compliqué, usité jusqu'à ce jour, qui unit à un peu de régime, l'emploi de toutes les drogues pharmaceutiques, et de toutes les opérations chirurgicales. — En tâchant d'établir une Médecine nouvelle, nous serons loin de rejeter cette Médecine ancienne. Nous présenterons au contraire, concernant l'ancienne, soit les cas où elle est applicable, soit le tableau perfectionné de sa doctrine.

Nous montrerons que la Médecine artificielle est à la nôtre, un supplément infiniment précieux, absolument nécessaire dans certains cas; savoir : qu'elle est applicable et nécessaire dans les cas malheureusement trop fréquens où les malades ne peuvent pas effectuer les conseils de la Médecine naturelle, c'est-à-dire, où le défaut de fortune et les circonstances fâcheuses empêchent de mettre en usage les divers moyens du régime parfait que la Médecine naturelle exige.

Nota. Par exemple, il arrive souvent que dans leurs maladies lentes, il faudrait pour leur guérison, au prisonnier l'équitation, et à la fille vertueuse et sans époux le régime des épouses; que l'ouvrier indigent qui gagne sa vie à la journée aurait besoin de l'immobilité; et l'écrivain peu fortuné et toujours immobile, de la dissipation et de l'exercice.... Or, dans ces cas, il est évident que le régime curatif ne peut point être appliqué. Il faudra donc recourir aux purgations et aux saignées, aux drogues de la pharmacie et aux opérations de la chirurgie.... Il sera prouvé que de même, dans tous les cas, la pharmacie et la chirurgie ne doivent être que les suppléans du régime.

Voilà désormais le partage de la Médecine artificielle.

En exposant la doctrine de la Médecine usitée, nous tâcherons de la présenter sous une méthode entièrement nouvelle. Cette méthode nouvelle consistera dans une classification beaucoup plus simple des maladies, dans une classification beaucoup plus simple des remèdes, et dans une classification très simple des indications; trois sortes de systêmes qui seront assortis entr'eux d'une manière évidente et sous une nomenclature facile. Je regrette que les bornes de ce prospectus ne me permettent pas de donner ici à cette méthode un plus grand développement. — Par ces classifications, nous rassemblerons toutes les notions utiles de la Médecine pratique dans un tableau infiniment plus clair que tous ceux connus jusqu'à présent ; de telle manière que l'étude de la Médecine connue et artificielle, en sera considérablement facilitée, et sera, j'ose croire, abrégée dans sa durée, de bien plus que de la moitié.

Cette science, devenue plus claire et plus généralement connue, en deviendra aussi d'autant plus facile à corriger. Elle s'élèvera bientôt au comble de sa perfection, et sera digne ainsi de la grande mission, de suppléer le régime parfait dans les circonstances anti-naturelles, et d'imiter alors et remplacer, autant que possible, la nature.

Telle est l'idée succinte de notre projet sur la Médecine artificielle.

DE L'ENSEIGNEMENT DE LA MÉDECINE DANS CE NOUVEAU SYSTÊME.

LA profession du médecin comprendra donc dorénavant la pratique de la Médecine naturelle et celle de la Médecine artificielle. — Mais, malgré cette grande extension, l'étude de l'art de guérir, par le moyen de la méthode, exigera des élèves les mêmes talens sans doute, et peut-être plus qu'autrefois, mais moins de tems, de peine et de dégoût.

Ces deux sciences médicales auront cela de commun, qu'elles pourront et devront l'une et l'autre, être connues de tous les citoyens, jusqu'à un certain point, et devenir une connaissance proverbiale et populaire, non pas sans doute dans leurs développemens, mais dans leurs généralités. — La Médecine ne doit plus être un enseignement particulier : peut-être même ne doit-elle pas se borner à devenir une partie de l'enseignement public. La Médecine devrait devenir une espèce de culte. Pourvue de ses dogmes et de ses exercices, elle sera une partie du Culte de la nature ; partie, dis-je, essentielle, de laquelle tous les hommes seront les fidèles, les médecins, les principaux ministres ; et dont le but, à jamais chéri, sera la longévité de l'homme.

TEL est le Prospectus le plus précis d'un systême de Médecine très étendu, fruit de longues recherches et de l'expérience de plusieurs hommes de l'art. . . . J'avouerai que, malgré toute son étendue, ce systême nouveau n'est pas complet. Il a encore besoin des progrès du tems, des observations et des découvertes des hommes de génie.

J'ai rédigé ce précis de telle manière que les médecins philosophes puissent, par sa lecture, juger, jusqu'à un certain point, du mérite de cette doctrine, distinguer dans ce mémoire les germes des notions qui y manquent, et parvenir par leurs réflexions à en découvrir les développemens. J'ai tâché, dis-je, que cet écrit puisse être utile aux progrès de l'art, dans le cas même où les circonstances m'empêcheraient de donner au public les éclaircissemens que je lui propose.

J'offre au public, sous certaines conditions, de développer ce plan dans un cours oral. Je ne ferai que trente-six leçons, voulant éviter les trop minutieux détails, et m'en tenir aux seules preuves des propositions capitales.

Ce cours serait destiné non seulement pour les jeunes étudians, mais encore pour les hommes éclairés, pour des médecins et des amateurs versés dans les sciences. Dans cette entreprise nouvelle, les conseils de ces derniers et la communication de leurs lumières me seraient infiniment précieux. Je les prierai, en même tems de m'adresser les objections que leur suggérera une doctrine souvent hardie, peut-être quelquefois singulière et paradoxale. J'espère de résoudre leurs difficultés.

J'effectuerai ces leçons, si j'aperçois que cet écrit ait eu l'avantage d'obtenir quelque approbation et d'exciter quelque curiosité.... Dans ce cas, j'ouvrirai de suite la souscription, et préviendrai le public par une seconde annonce.

Je souhaite que l'idée féconde que je viens de présenter, soit jugée par les hommes instruits, assez utile à l'humanité, pour mériter qu'ils contribuent à la faire fructifier.

ON TROUVE

CHEZ LE MÊME LIBRAIRE:

INTRODUCTION méthodique à la théorie et à la pratique de la Médecine, traduite de l'anglais de *Macbride*, par M. *Petit-Radel*, docteur régent de la faculté de Médecine de Paris, avec beaucoup de notes. On trouvera à la tête de l'ouvrage l'éloge de l'Auteur, par M. Vicq-d'Azir ; et à la fin le rapport des Commissaires de la faculté de Paris. Paris, *in*-8°. 2 vol. br. 10 fr.

Notice sur la vie et les ouvrages de Condorcet. in-8°. br. 12 s.

Œuvres complètes de l'abbé Spallanzani, contenant, 1°. ses Opuscules de physique animale et végétale; 2°. son Traité de la digestion; 3°. ses Expériences sur la génération des animaux et des plantes. Le tout traduit de l'Italien par M. Senebier. Paris, *in*-8°. 3 gros volumes br. 15 fr.

Scriptorum latinorum de anevrismatibus collectio; edente *th. Lauth*, cum fig, *in*-4°. 14 fr.

Stoll (Maximiliani) medici doctoris, ratio medendi in nosocomio practico vindobonensi. Parisiis 1787. Un gros vol. *in*-8°. qui contient les 3 des éditions de Vienne et d'Hollande, qui fourmillent de fautes, et en outre une table générale des matières, br. 6 fr.

Traité de l'hydrocèle, sa cure radicale, et traitement de plusieurs autres maladies qui attaquent les parties de la génération, par M. *Imbert Delonnes*. Paris, *in*-8°. br. 5 fr.

Traité de la cataracte, par le Baron de Wenzel, Paris 1786, *in*-8°. fig. 3 fr. 12 s. br.

Autres livres de Médecine, au rabais pendant trois mois seulement.

Astruc de morbis venereis. Parisiis, *in*-12 4 vol. br. 6 fr.

Idem Liber; 2 vol. *in*-4°. br. 10 fr.

Baglivi opera medico-practica et anatomica, cum notis Pinel. Parisiis 1788, *in*-8°. 2 vol. br. 6 fr.

Gazette de santé, rédigée par M. Pinel, pendant les années 1784, 1785, 1786, 87, 88 et 89, deux gros volumes *in*-4°. br. 6 fr.

Institutions de Médecine-pratique, traduit de l'Anglais de M. Cullen, par M. Pinel, professeur à l'École de santé. Paris 1785, *in*-8°. 2 vol. br. 6 fr.

Maladies vénériennes de Gardanne. Paris, *in*-8°. br. 1 fr.

De l'Imprimerie de FAIN jeune et C., maison des ci-devant Écoles de droit, place du Panthéon.

BIBLIOTHEQUE NATIONALE DE FRANCE
3 7531 03848791 5

www.ingramcontent.com/pod-product-compliance
Ingram Content Group UK Ltd.
Pitfield, Milton Keynes, MK11 3LW, UK
UKHW020228200726
13856UKWH00004B/1651

9 782011 924346